Dʳ Fernand DANJOU
MÉDECIN STAGIAIRE AU VAL-DE-GRACE

La Tuberculose

Nodulaire sous=cutanée

DES PAUPIÈRES

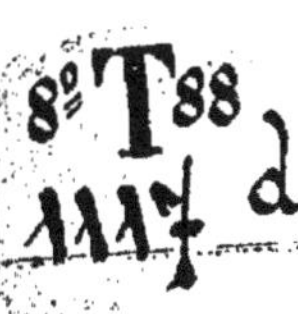

IMP. WALTENER & Cⁱᵉ, LYON
3, Rue Stella, 3

LA TUBERCULOSE NODULAIRE

Sous-cutanée des Paupières

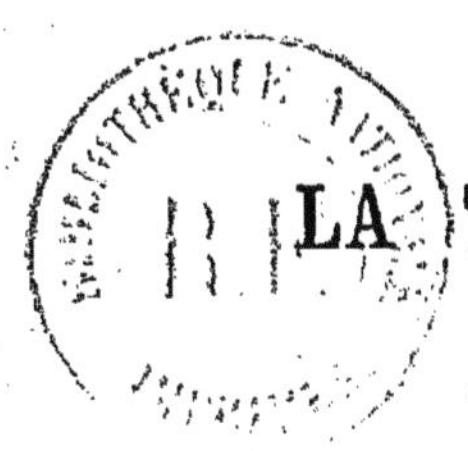

LA TUBERCULOSE NODULAIRE

Sous-cutanée des Paupières

PAR LE

Dr F. DANJOU

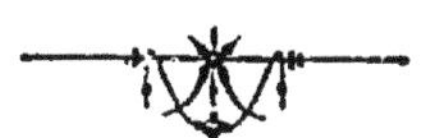

LYON

IMPRIMERIE WALTENER & Cie

3, RUE STELLA, 3

1906

A LA MÉMOIRE DE MON PÈRE

Dont le nom seul remplit nos yeux de larmes, nous dédions ce premier travail, indigne témoignage de notre reconnaissance.

Depuis plus de trois ans que nous sommes privés de sa tendresse, nous n'avons pas manqué un seul jour d'élever notre pensée vers lui.

Fidèle à ce pieux devoir, en ce jour qui eût été pour lui un jour de fête, nous lui apportons l'hommage quotidien, aujourd'hui plus solennel mais non plus ardent de notre inlassable amour et de notre éternel regret.

A NOTRE MÈRE

La plus aimante, la plus dévouée, la meilleure des mères. Hommage d'amour infini.

A NOTRE FRÈRE PAUL

Est-il besoin de dire quels liens de tendre intimité nous unissent à lui ? Il est notre meilleur ami

A NOS SŒURS JULIE ET MARGUERITE

Tendrement aimées.

A MES CHERS AMIS

LES DOCTEURS FONVIEILLE, HEURAUX ET JACQUEMART

MEIS ET AMICIS

AVANT-PROPOS

Avant d'aborder l'étude de notre sujet, nous avons le devoir de remercier tous ceux qui contribuèrent à notre éducation médicale. Et d'abord notre oncle le Dr Danjou, notre premier maître.

Nous avons acquis à son contact l'amour de la médecine dignement exercée. Ce titre suffit à lui mériter notre admiration et notre reconnaissance. Mais nous pensons qu'il nous a rendu un autre service : non content de nous faire bénéficier de sa longue expérience de la médecine il nous a enseigné le fort et le faible de cette science, avec le goût de la clinique une sage réserve à l'égard des doctrines, en tant qu'on les veut appliquer à la découverte de la vérité.

En nous pénétrant de l'importance des faits et de la vanité des théories, il nous a rendu un service inestimable. Beaucoup même penseront que cet état d'esprit dont nous lui sommes redevables constitue le meilleur de notre éducation médicale.

Qu'il reçoive ici l'hommage de notre profonde gratitude.

Nos maîtres de l'Ecole annexe de médecine navale de Toulon, de la Faculté de médecine de Lyon et de l'Ecole du Service de Santé militaire, ont assumé tour à tour le soin de nous instruire. La reconnaissance que nous leur inscrivons en ces lignes n'est pas un mot vide de sens.

C'est à Monsieur le Professeur Rollet que nous devons l'idée première de ce travail. Nous sommes heureux de dire à ce maître notre admiration pour son enseignement à la fois simple et clair qui nous a rendu attrayante et facile l'étude de l'ophtalmologie.

Il a bien voulu nous confier le sujet de cette thèse et nous aider à la conduire à bonne fin.

Il daigne aujourd'hui la présider ; qu'il veuille bien recevoir l'hommage de notre respectueuse gratitude pour le très grand honneur qu'il nous fait.

INTRODUCTION

Si on examine l'état actuel de la question des manifestations cutanées de la tuberculose tel qu'il apparaît
à travers les travaux de ces dernières années, on
s'aperçoit que le domaine de la tuberculose cutanée
est allé sans cesse en s'accroissant et cela d'une
manière considérable.

Habitués à ne voir dans la tuberculose qu'une maladie à évolution essentiellement destructive, on enfer-
mait, il y a quelques années encore, ses manifestations
cutanées dans le cadre étroit des gommes tuberculeuses, de la tuberculose ulcéreuse aiguë, du lupus et
des lésions papillomateuses, type Riehl et Paltauf ou
tubercule anatomique. Les cliniciens ne cherchaient
la tuberculose que dans les lésions qui détruisent et
qui rongent. Mais les conceptions nouvelles de pathologie générale sont venues élargir le cadre des tuberculoses. On en vint, en pathologie cutanée, à
comprendre d'une façon beaucoup plus large le rôle du
bacille de Koch. Ce fut l'œuvre de Besnier, Hutchinson
et Bœck.

En 1896, au troisième Congrès international de

dermatologie à Londres, Hallopeau, rapporteur, établit une classification nouvelle dans laquelle il distinguait les tuberculoses cutanées engendrées par des toxines émanées de foyers tuberculeux.

Mais une étiquette manquait à ce groupe. Darier la lui donna la même année dans une communication à la Société de dermatologie sur les « Tuberculides cutanées ».

Ainsi donc, on en était arrivé graduellement à la notion de manifestations d'origine tuberculeuse caractérisées au point de vue histologique et bactériologique par le fait que, sauf exception, elles ne présentent jamais les lésions de la tuberculose : cellules géantes et épithélioïdes, et qu'elles ne renferment pas de bacilles. Ces formes enfin ne réagissent pas à la tuberculine et ne tuberculisent pas le cobaye.

Telle était, dit Pautrier, dans sa thèse des tuberculoses atypiques, l'état pour ainsi dire officiel de la question en 1903. Et cependant, ajoute-t-il, on tend de plus en plus à rompre les limites de ce cadre qui est devenu trop étroit. Cette tendance n'a fait que s'accentuer au cours de ces dernières années. Neisser proclame que, dans tous les cas de tuberculides, il faut chercher la tuberculose. Les faits justifient chaque jour les affirmations de l'éminent professeur de Berlin.

Au sein de ces tuberculides qui semblaient cependant constituer un groupe fermé, nous découvrons des cas souvent très conformes au type clinique qui sont trouvés bacillifères, virulents et inoculables, alors que rien ne pouvait le faire prévoir.

Est-ce à dire qu'il n'est pas de tuberculides, mais seulement des tuberculoses atténuées parmi lesquelles les unes trahissent le secret de leur nature intime, tandis que les autres en gardent le secret.

Nous n'avons garde d'en tirer une semblable conclusion. La notion des tuberculides, défendue par tant de dermatologistes éminents, répond à une nécessité de l'heure présente. Mais il est permis de supposer que ce groupe se démembrera de jour en jour à mesure que deviendront plus parfaites nos méthodes d'investigation.

Sans nous prononcer sur cette difficile question, nous nous contenterons d'exposer dans tous ses détails une observation remarquable à masque de tuberculide hypodermique, en réalité tuberculeuse au sens le plus complet de ce mot.

Nous la ferons suivre de l'observation bien connue de Kraus qui lui est entièrement superposable.

Ces deux observations feront l'objet de notre chapitre II.

Dans le chapitre III, nous nous efforcerons d'établir les rapports respectifs des diverses manifestations en forme de nodule de la tuberculose cutanée (gomme, érythème de Bazin, sarcoïde de Darier, de Bœck, lymphosarcoïde de Gougerot) en essayant d'assigner à notre cas sa place naturelle entre la gomme et la sarcoïde, beaucoup plus près, nous le verrons, de celle-ci que de celle-là.

Le quatrième chapitre étudiera le diagnostic.

Enfin, dans notre chapitre V, nous traiterons de la pathogénie et de l'étiologie.

Et dans le chapitre VI, du traitement.

CHAPITRE PREMIER

La tuberculose cutanée dans tous ces modes ne pouvait rester ignorée des ophtalmologistes habitués à étudier avec minutie les affections de l'œil et des paupières et à les mieux voir dans le champ plus restreint de leur observation.

Nombreux sont les travaux sur cette question.

On connaît très bien aujourd'hui la tuberculose de la conjonctive et du cartilage tarse. Celle de la peau a été copieusement décrite dans toutes ses manifestations. Quant au tissu conjonctif sous-cutané, on lui reconnaissait deux formes de réaction devant l'infection tuberculeuse, inégalement fréquentes: la gomme scrofuleuse — (relativement commune) — et l'abcès froid palpébral, espèce rare, signalée pour la première fois par M. le professeur Rollet dans dans la thèse de son élève Darier.

On ignorait l'existence d'une forme nodulaire spéciale du genre de celles décrites en d'autres régions par Kraus en Allemagne en 1904 ou de celles plus récemment décrites en France par Darier et Roussy.

Kraus, il est vrai, et avant lui, Doutrelepont, avait observé une localisation très voisine à l'arcade sourcilière. Mais jamais on n'avait signalé le siège réellement palpébral de cette singulière affection. Lorsque M. le professeur Rollet eut la bonne fortune d'observer à sa clinique ophtalmologique un enfant chez qui une éruption nodulaire existait dans le tissu sous-cutané des paupières, assez comparable cliniquement aux formes de Kraus ou de Darier.

Le diagnostic de tuberculose nodulaire, porté par lui en dépit des opinions contraires exprimées par son entourage, fut bientôt vérifié par les investigations ultérieures du laboratoire.

Cette observation remarquable d'une forme pathologique rare et à peine connue lui parut digne d'être publiée. Le très grand intérêt de ce cas s'augmentait à ses yeux de la localisation inédite aux paupières et principalement de ce qu'aucune observation ne lui parut plus complètement démonstrative de la nature bacillaire de cette lésion nouvelle.

Nous transcrivons l'observation telle qu'elle fut publiée par lui dans la *Revue générale d'ophtalmologie* du 30 septembre 1906 :

CHAPITRE II

OBSERVATIONS

Observation I (complétée par nous)

Tuberculose nodulaire sous-cutanée des paupières

Pierre R... entre à la clinique de M. le professeur Rollet, le 30 avril 1906.

Antécédents : Père et mère vivants, en bonne santé. Une sœur et quatre frères tous en bonne santé, deux frères ou sœurs morts à 14 ans et 9 ans de maladies inconnues. Pas de stigmates de bacillose infantile, osseuse, ganglionnaire ou articulaire.

Rougeole à 9 ans. Pas d'autres maladies à relever.

Affection actuelle : l'enfant rapporte l'étiologie suivante qui ne peut pas être contrôlée. En novembre 1905, il y a six mois environ par conséquent, il reçoit sur l'œil un coup de poing d'un enfant de son âge; les jours suivants il n'y a pas d'ecchymose des paupières; le traumatisme n'est donc pas très violent. Immédiatement après il a eu du larmoiement et des troubles de la vue ; le lendemain il ne retourne pas à l'école et depuis il a cessé d'aller en classe : on le garde à la maison pour soigner son œil. Dix jours après ce traumatisme, on remarque que sa paupière a augmenté de volume. On consulte un médecin qui ordonne un collyre. La paupière reste volumineuse, sans ecchymose, et depuis six mois la lésion évolue avec des alternatives d'augmentation et de diminution de volume.

30 avril. — Il présente un peu de chute de la paupière supérieure de l'œil gauche. Le doigt sent dans le tiers externe de la paupière supérieure un certain nombre de petits grains ; on en trouve encore à l'angle externe de la paupière ; un autre est perceptible à la tempe : au delà de cette région on perd la trace de ce chaînon de grains, mais sur la joue, en regard du lobule de l'oreille, on constate un gros ganglion qui pointe ; ce ganglion a la surface d'une pièce de deux francs, il n'adhère pas à la peau.

En arrière de lui, on sent un autre petit ganglion duquel naît une chaîne ganglionnaire qui suit le bord du maxillaire.

Les granulations sont profondes, la peau glisse à leur surface, elles paraissent encastrées dans le tissu sous-dermique. Elles sont dures et peuvent être comparées à la sensation fournie par des grains de plomb de chasse n° 1.

Lorsqu'on écarte les paupières on note l'état suivant : sur la paupière supérieure retournée on voit des granulations ; on éprouve des difficultés à la retourner parce qu'elle est épaissie et le tarse bascule mal. Les granulations que l'on voit ont le volume d'une petite tête d'épingle ; elles sont nombreuses (7 à 8) et rapprochées les unes des autres.

Leur teinte n'est pas uniforme. Quelques-unes sont légèrement grisâtres, au travers de la muqueuse palpébrale ; deux d'entre elles sont jaunâtres. Les premières ont

l'aspect de granulations grises, les autres ressemblent à
des granulations caséifiées.

Les granulations perçues par la face cutanée sont plus
volumineuses et plus dures. La granulation temporale a
le volume d'une grosse tête d'épingle en verre.

Au point de vue de l'état général. — L'enfant se porte
bien ; il ne tousse pas, ne crache pas ; rien à signaler à
l'auscultation du poumon. Au cœur, rien à noter. Les
organes abdominaux : foie, rate, tube digestif fonctionnent
normalement. Température : 37°5.

On fait faire le séro-diagnostic tuberculeux, qui est positif
à 1/10 ; donc fortement positif.

Intervention le 5 avril 1906. Par la face cutanée de la
paupière supérieure, on enlève les granulations. M. Rollet
extirpe aussi deux petits grains grisâtres du volume d'un
plomb n° 6, ressemblant à du mastic de vitrier.

Dans la région temporale, on enlève une granulation un
peu plus volumineuse.

Sur la face conjonctivale de la paupière inférieure, on
enlève facilement deux grains jaunes du volume d'un
plomb n° 9.

Les suites sont simples. Cependant, le petit malade prend
une forte angine, à la suite de laquelle il conserve un peu
d'albumine.

Il quitte le service, mais rentre de nouveau le 12 juin. Il
présente encore un peu de la chute de la paupière supérieure, un peu de rougeur conjonctivale, mais l'état
général est très bon. Il garde cependant des stigmates
ganglionnaires de tuberculose (ganglions géniens, parotidiens, sous-maxillaires).

2 juillet. — Toujours ganglions. Rien aux conjonctives ;
masses indurées sous-cutanées dans les points où l'on a
incisé. L'œil n'a rien de spécial, le jeu des paupières se fait
normalement.

Nous avons écrit au docteur Girod de Rumilly,

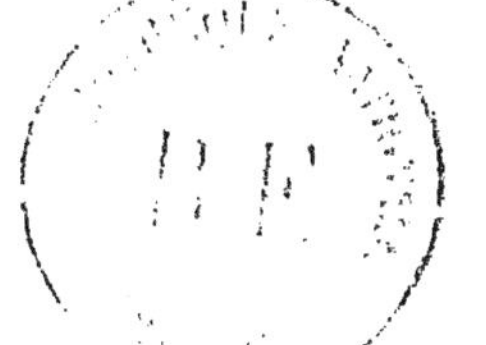

médecin actuel de l'enfant, qui nous a répondu, à la date du 12 novembre 1906 :

« Actuellement, l'enfant se porte bien, a bon appétit, a grandi, présente sur la paupière supérieure une cicatrice de 1 centimètre environ, épaisse, non adhérente au cartilage, nullement chéloïdienne par son volume qui ne se manifeste pas à l'extérieur.

« Je note exactement à l'angle interne une induration analogue à la précédente, mais plus petite de moitié. A la queue du sourcil, je rencontre un nodule sous-cutané de la grosseur d'un petit pois — lésion nouvelle en évolution. Je retrouve le ganglion préauriculaire de même grosseur qu'autrefois ; à sa partie inférieure un autre ganglion plus petit, plusieurs ganglions malades dans les régions parotidienne et sous-maxillaire et enfin un chapelet le long du sternocleïdien. Tous ces ganglions sont indolores. »

Examen anatomopathologique par le Dr Aurand
chef de laboratoire de la clinique

Le fragment de tissu qui nous a été remis a été fixé à l'alcool-formol et finalement inclus dans la paraffine. Ce fragment était constitué par trois ou quatre grains assez durs, du volume d'une tête d'épingle, donnant au doigt la sensation de grains de plomb n° 4. Coloration à l'hématéïne-éosine, picrocarmin et carmin acétique par la méthode de Kühne. A un faible grossissement, l'examen de la coupe montre enchâssées dans un véritable tissu fibreux peu vascularisé trois ou quatre formations nodulaires, de forme arrondie ou ovalaire, entourées d'une coque fibreuse très épaisse

et très nette constituée par des trousseaux fibreux
conjonctifs, ondulés et circulaires dont les couches les
plus internes sont bien colorées tandis que les plus
externes prennent mal le colorant. Ces formation
nodulaires sont constituées par une masse de petites
cellules dont les plus périphériques prennent très bien

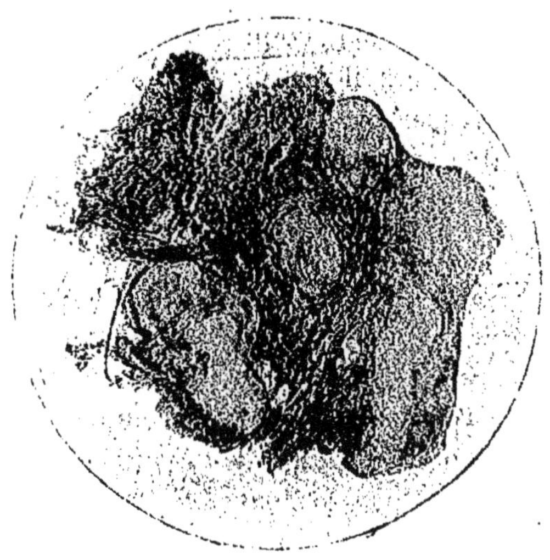

Obj. Zeis A². Ocul. 2. Tirage à la chambre noire, 4 centimètres.

le colorant et forment ainsi une véritable couronne,
tandis que les cellules centrales restent fort pâles.
Nous constatons même que dans une ou deux de ces
nodosités, il existe un point central constitué par une
masse amorphe colorée très faiblement en rose pâle
par l'éosine. Il s'agit certainement d'une masse de
dégénérescence caséeuse. Un des côtés de la préparation nous montre une masse granuleuse privée de
cellules, colorée en rose par l'éosine, avec très peu de

détails de structure, en contact avec des formations nodulaires analogues aux précédentes donnant ainsi un aspect festonné au tissu déjà décrit et qui est probablement aussi une zône de dégénérescence caséeuse.

A un plus fort grossissement, on constate que chacune des formations nodulaires est divisée en un certain nombre d'ilôts arrondis par des travées fibreuses émanées de la coque.

Au milieu de ces ilots, on rencontre çà et là des formations ressemblant à des follicules tuberculeux dont le centre est occupé par un certain nombre de cellules à contour mal défini, à gros noyaux mal colorés ; il semble qu'il s'agisse là non pas de cellules géantes vraies, mais de cellules déjà en dégénérescence entourées d'une couronne de cellules épithélioïdes et de cellules embryonnaires. Mais en certains points, on trouve de véritables cellules géantes en raquette, avec une quinzaine de noyaux ; d'autres sont plus petites. Çà et là il y a dans ces nodules une agglomération de follicules tuberculeux réunis ensemble par des travées conjonctives qui projettent entre chacun d'eux des cloisons fibrillaires.

En dehors de ces follicules, les nodosités signalées sont constituées par du tissu conjonctif jeune avec des cellules conjonctives fusiformes entremêlées de cellules épithélioïdes et de cellules embryonnaires. Le centre des nodosités est occupé par une vaste masse amorphe, granuleuse, vaguement colorée en rose qui s'infiltre un peu entre les cellules voisines, sans limites précises et qui est certainement une masse en voie de dégénérescence caséeuse. Sur certains points on voit des fibres musculaires striées. L'examen d'une préparation au picro-carmin montre peut-être encore plus nettement comment chaque masse tuberculeuse est divisée par de nombreuses cloisons conjonctives isolant, pour ainsi dire, chaque follicule l'un de l'autre. La coque fibreuse qui entoure les tubercules est colorée en jaune dans la couche moyenne. Les masses caséeuses sont également colorées en jaune par le picro-carmin.

Nous nous trouvons, en somme, en face d'une forme de tuberculose fibreuse, par conséquent bénigne probablement.

En effet, il s'agit bien de bacillose, parce que :

1° L'inoculation sous-cutanée d'un fragment de tissu au cobaye a été positive et a provoqué au point d'inoculation au bout de vingt et un jours un abcès à pus grumeleux dans lequel nous avons pu déceler les bacilles de Koch.

2° Dans nos coupes par la méthode de Kühne, nous avons pu découvrir des bacilles.

3° Le séro-diagnostic de MM. Arloing et Courmont a été positif à 1/10 (4 mai 1906).

OBSERVATION II (Kraus)

Tuberculose nodulaire sous-cutanée. Lupus du nez. Gommes tuberculeuses des deux pieds. Lésions viscérales.

Une jeune fille, âgée de 12 ans, entre dans le service pour un lupus du nez, transférée de la clinique intérieure de M. le professeur Hofrates Pribram où elle était entrée sous le diagnostic d'endocardite, anémie, catarrhe pulmonaire et lymphadénie cervicale.

Toujours bien portante jusqu'à ce jour, elle est à ce qu'elle dit, tombée malade il y a 4 semaines, d'une affection nasale. Aucune autre affection de la peau. Ses parents et ses frères ou sœurs (au nombre de 6) jouissent d'une bonne santé.

A son entrée, on note l'état suivant : De faible constitution, la malade est dans un état de santé languissant. A l'examen somatique, on trouve au sommet du poumon gauche de la rudesse respiratoire. Çà et là quelques râles éclatants à petites bulles. Premier bruit soufflant à la pointe du cœur. Pâleur des muqueuses visibles et des téguments. La peau de l'aile gauche du nez dans sa partie médiane et inférieure est rouge et infiltrée, recouverte de croûtes par endroit. En certains points de la zône malade et sur le bord, grains lupiques évidents ; ganglions lymphatiques hypertrophiés.

Sur l'arcade sourcilière existe une masse nodulaire du volume « d'un liard » appartenant aux plans profonds de la peau et facilement mobilisable sur les plans sous-jacents. La peau est d'aspect normal à ce niveau. Un autre nodule identique, de la grosseur d'une noisette, existe sous la peau de l'avant-bras gauche dans sa partie radiale.

Des nodules encore plus petits siègent sur les deux bras, sur la face externe de la jambe droite et dans le dos, au niveau de la partie moyenne du scapulum droit.

Sur le bord externe de l'un et l'autre pied on remarque une tumeur au niveau de laquelle la peau semble légèrement violacée. La fluctuation est nette. Chaque tumeur a le volume d'un œuf de pigeon.

Considérant comme très vraisemblable la nature tuberculeuse de cette affection et dans le but de justifier cette opinion, nous prélevons au moyen d'une incision profonde allant jusqu'à l'aponévrose le nodule précédemment décrit sur le bras gauche, afin de le soumettre à l'examen histologique.

Le même jour (8 avril 1904) on extirpe le nodule qui siégeait à la partie moyenne du scapulum droit et on pratique avec cette substance une injection sous-cutanée à deux cobayes.

Ces blessures opératoires étaient guéries par première intention lorsque, le 29 avril 1904, dans un but diagnostic une injection de 3 milligrammes de tuberculine de Koch est pratiquée.

On note alors, à côté d'une réaction générale intense accompagnée d'une aggravation de l'état général et d'une ascension thermique allant jusqu'à 39°0, une réaction très manifeste non seulement au niveau des foyers lupiques du nez et des « scrofulodermes » précédemment décrites sur le bord des deux pieds, mais encore ce qui est plus digne d'intérêt, au niveau de tous les nodules signalés et en outre, au niveau de deux nodules nouveaux qui avaient échappé jusque là à l'examen et qui sont ainsi mis en évidence par une réaction locale, se manifestant à leur niveau.

L'un des nodules se trouve à la face externe de la jambe gauche à trois travers de doigt environ au-dessous du condyle externe du fémur ; l'autre siège dans la peau de la face interne de la cuisse gauche à sa partie supérieure.

Ces deux tumeurs sont du volume d'un pois.

Après la régression de tous les symptômes réactionnels, le 2 mai 1904, on extirpe au moyen d'une incision allant jusqu'au fascia les deux nouvelles formations nodulaires du volume d'un pois découvertes sur la jambe gauche.

Les collections situées sur le bord des pieds sont ponctionnées et on y injecte de la glycérine iodoformée. Dans le pus grumeleux ainsi retiré, on trouve de rares bacilles.

Les examens histologiques pratiqués justifient pleinement l'intuition que j'avais eue de la nature tuberculeuse de cette affection cutanée à forme nodulaire. On trouve dans les deux nodules examinés toutes les phases d'un même processus pathologique et la forme caractéristique de la tuberculose.

Les lésions occupent une zône nettement limitée au tissu cellulo-adipeux sous-cutané. Dans le plus gros des nodules excisés les lésions se sont propagées cependant aux plans profonds du chorion.

Au sein de cette zône existe une infiltration composée de nombreuses cellules épithélioïdes avec des cellules géantes enchevêtrées et au centre une nécrose plus ou moins étendue. Des bacilles tuberculeux se voient surtout dans les nodules plus récents. Ils sont au nombre de trois ou six environ dans chaque coupe, quoique moins nombreux dans le plus gros nodule qui est le plus caséifié à son centre.

Enfin il faut enregistrer un résultat positif de l'inoculation faite au cobaye. Chez les deux animaux inoculés, il s'est formé rapidement une inflammation des ganglions régionaux et quelques semaines après, s'est établie une tuberculose généralisée.

A l'autopsie, on trouve des lésions avancées de tuberculose viscérale. Dans la masse caséeuse centrale des ganglions lymphatiques de la région, on découvre des bacilles tuberculeux en grand nombre.

Ainsi les méthodes très diverses d'investigation ont donné des résultats identiques, attestant qu'il s'agit dans cette affection cutanée d'une tuberculose à forme nodulaire.

Il est facile de s'assurer par la lecture comparée de notre observation avec les observations allemandes qui viennent d'être relatées, en particulier celle de Kraüs, que la plus grande ressemblance existe entre elles et que nous avons le droit d'affirmer l'identité de leur nature.

CHAPITRE III

Classification nosologique

Il nous faut tout d'abord définir un terme que nous emploierons fréquemment au cours de ce travail et sur la signification duquel il importe que nous nous expliquions. Que doit on entendre par sarcoïdes ? Nous empruntons à Gougerot la définition suivante : « Les sarcoïdes sont de petites néoplasies dermiques lympho conjonctives multiples, bénignes et curables, d'origine infectieuse et répondant à des types divers. Toute tumeur distincte du sarcome par son évolution bénigne, mais semblable à lui par son aspect extérieur est une sarcoïde. »

Il convient de créer sans plus tarder, dans ce groupe imprécis, une catégorie qui sera pour nous la seule intéressante, celle des sarcoïdes d'origine *tuberculeuse*. Mais ce syndrome clinique à détermination étiologique connue ne constitue pas encore un type univoque. C'est un genre au sein duquel nous distinguerons des espèces : lymphosarcoïde de Gougerot, sarcoïde de Bœck, de Darier, érythème induré, et enfin le type isolé par Kraüs et Rollet, dont la description fait l'objet de cette thèse et qui n'est autre qu'une sarcoïde hypodermique tuberculeuse *typique*.

Nous nous sommes donnés pour but, dans ce chapitre, d'étudier et de comparer entre elles — principalement avec notre cas — ces différentes espèces d'un même genre, au double point de vue des investigations cliniques et de laboratoire. Nous verrons ensuite quels rapports éloignent ou rapprochent la sarcoïde tuberculeuse la plus typique de la gomme véritable.

1º LYMPHOSARCOÏDE

Dans un récent article paru dans le nº 8-9 des *Annales de Dermatologie* et *Syphiligraphie*, 1906), Gougerot décrit un nouveau type de néoplasie sarcoïde qui lui semble distincte, au double point de vue clinique et anatomique, de celles décrites jusqu'à ce jour. Il s'agit d'une éruption nodulaire apparue chez un vieillard de 70 ans, siégeant sur le tronc dans sa partie sus-ombilicale, indolore et d'aspect sarcoïde. Chaque nodule a 4 à 6 millimètres au plus, saillant et dur, de teinte rouge orangée, plus foncé au centre ; il est recouvert d'un épiderme sain laissant paraître un point gris central, translucide.

Ce nodule siège en plein derme, fait corps avec la peau et glisse avec elle sur les plans profonds. Il n'existe aucun engorgement ganglionnaire.

Le malade présente des signes douteux de tuberculose pulmonaire : Rudesse, inspiration humée aux deux sommets. Sciatique à trente ans.

Ce qu'il y a de particulier et ce qui distingue nettement ce type de la sarcoïde de Bœck, c'est que l'aspect et les caractères de ces néoplasies sont uniformes quel que soit leur siège.

L'évolution en a été rapide et toutes ont évolué simultanément. C'est donc une éruption rigoureusement polymorphe.

La description succincte de cette forme montre quelles différences cliniques profondes la séparent des autres sarcoïdes de Bœck et de Darier, et *a fortiori* de notre cas. Du reste sa localisation anatomique dans le derme suffirait seule au diagnostic. Quels rapports unissent donc cette forme aux autres sarcoïdes tuberculeuses et d'abord existe-t-il entre elles et les productions susdites un lien de parenté quelconque?

Son auteur a tenté d'éclaircir la question. Or : 1° La recherche du bacille de Kock a donné des résultats négatifs ; 2° Les cultures sur gélose ont été également négatives; 3° Les inoculations faites à deux cobayes : *idem*.

Et cependant, l'examen histologique évoque l'idée de tuberculose.

En effet, le nodule qui semble s'être creusé une niche dans le derme se présente sous deux aspects :

a) diffus; *b*) folliculaire.

Cette dernière formation est nettement tuberculoïde : « L'un des amas centré d'une cellule géante est de tout point semblable à un follicule tuberculeux. »

M. Gougerot conclut en ces termes : « Si la clinique et l'anatomie nous imposent l'idée d'une réaction lympho-conjonctive infectieuse, la détermination étiologique nous échappe et ce n'est que par analogie que nous la rapprochons de la lupoïde (tuberculose atypique), et du mycosis fongoïde, mais plus encore des tuberculoses atypiques en raison des formations épithélioïdes si particulières.

« C'est donc une inflammation chronique tuberculoïde probablement tuberculeuse. »

Si nous avons longuement insisté sur cette forme, c'est que dans l'hypothèse de son auteur, elle prend une importance de premier ordre comme représentant dans la série de ces manifestations sarcoïdes sous-cutanées de la tuberculose, le premier terme, le plus élémentaire et le moins différencié.

II. Sarcoïde de Bœck

De cette autre manifestation sarcoïde dermique nous ne dirons que quelques mots. Elle fait partie des manifestations non douteuses de la tuberculose cutanée et ses symptômes sont assez caractéristiques.

La distinguer de la sarcoïde de Darier ne présente aucune difficulté en raison de sa seule localisation.

Mais, au point de vue histologique, Darier les a longtemps considérées comme de structure identique.

La lupoïde se compose « d'amas et boudins d'infiltration cellulaire paraissant logés dans les espaces périvasculaires qu'ils distendent au point de remplir lo chorion. Ce sont des formations tuberculoïdes avec caséification et cellules géantes. Autour sont de rares amas de tuberculose atypique. »

En résumé aspect tuberculoïde, mais absence de follicules vrais et rareté des cellules géantes.

Il s'agit donc là d'une forme assez distincte de la forme hypodermique. Ajoutons que la recherche du bacille et l'inoculation ont toujours été négatives. Nous n'avons trouvé aucune observation où la réaction à la tuberculine et la séro-réaction tuberculeuse aient été recherchées. De ce côté donc, aucune indication.

III. Erythème de Bazin

Ce que nous dirons de la sarcoïde peut s'appliquer presque de point en point à l'érythème. Un bref résumé symptomatologique pourra rendre facilement compte de leurs affinités.

Cette affection consiste dans l'apparition de nodosités à limites quelquefois nettes, mais le plus souvent indécises, pouvant atteindre la largeur d'une pièce de 5 francs, de consistance rénitente et même pseudo-fluctuante. A leur niveau la peau est rouge et devient quelquefois le siège de douleur ou de prurit.

La disparition de ces nodosités s'effectue spontanément, mais en général lentement. Exceptionellement elles peuvent s'ulcérer.

Cette affection se manifeste particulièrement chez des jeunes filles lymphatiques et occupent avec élection la face antéro-externe des jambes.

Les lésions de l'érythème induré consistent dans une véritable cirrhose périlobulaire où l'on voit de grandes bandes scléreuses, avec des vaisseaux plus ou moins lésés, infiltrées et circonscrivant des ilots adipeux d'ailleurs normaux.

Ces travées d'infiltration contiennent des cellules embryonnaires, épithélioïdes et géantes. (Loredde, Paviot). La réaction locale à la tuberculine est toujours positive. L'inoculation au cobaye a toujours été négative, sauf dans deux cas. Les premiers, Thibierge et Ravaut ont obtenu un succès sur trois inoculations.

Deux autres inoculations pratiquées depuis par M. Lesieur dans le laboratoire d'Arloing ont été couronnées de succès.

Bactériologiquement, l'érythème induré a toujours donné des résultats négatifs, sauf dans un cas de Philippson.

La séro-réaction n'a pas été recherchée, à notre connaissance. Ces caractères le séparent aussi bien de la sarcoïde de Darier que de celle du type Kraus-Rollet.

IV. — SARCOÏDE HYPODERMIQUE DE DARIER ET ROUSSY

Nous empruntons à Darier cette description clinique de la sarcoïde.

« Elle débute généralement, dit-il, de façon lente et insidieuse, et le plus souvent ce n'est que par hasard que les malades ont l'attention attirée sur la présence d'une ou plusieurs petites tumeurs. Plus rarement leur apparition est marquée d'une fluxion œdéma-

teuse. Une fois établie, l'affection est caractérisée par
la présence de tumeurs multiples siégeant dans l'hypoderme, formant des nodosités arrondies ou ova-
laires, tantôt réunies pour constituer soit des cordons
noueux, soit des placards bosselés....

Le volume des tumeurs isolées varie d'un grain de
plomb, d'une petite noisette à une grosse noix; leur
forme est des plus irrégulières; leur nombre varie de
2 à 30.

Leur consistance est dure, fibreuse. Elles occupent
manifestement l'hypoderme; nettement mobiles sur
les plans profonds, elles sont pour la plupart adhé-
rentes à la peau qui présente à leur niveau une teinte
ardoisée et prend l'aspect granité de la peau d'orange
lorsqu'on cherche à la soulever.

Indolentes ordinairement, ces tumeurs peuvent
devenir sensibles à la pression...

Les sarcoïdes sous-cutanées que nous avons observées
siégeaient principalement aux flancs, aux hypochon-
dres, aux lombes et aux épaules, plus rarement aux
membres. Jamais à la face. Leur distribution affecte
une symétrie très imparfaite.

L'état général n'est nullement troublé par leur présence. L'appétit conservé, etc., les organes thoraci-
ques (poumons et cœur) et abdominaux sont parfaite-
ment sains. L'évolution des sarcoïdes sous-cutanées
est essentiellement lente et chronique ; leur allure est
celle de tumeurs bénignes avec leur absence de généralisation. »

Cette symptomatologie est, à peu de chose près, celle
de notre cas : tumeurs arrondies siégeant dans l'hypo-

derme, nettement délimitées et libres d'adhérence aux plans profonds, dures, fibreuses, roulant sous le doigt, multiples, survenant chez des sujets convaincus ou suspects de tuberculose ancienne ou récente, progressant ordinairement avec lenteur et n'évoluant jamais vers la suppuration.

N'y a-t-il pas dans cette communauté de symptômes de quoi justifier une assimilation clinique ?

Et cependant, s'il est vrai que les analogies abondent, en se plaçant à ce seul point de vue, on ne peut conclure néanmoins à une identité véritable.

En effet, il faut remarquer que la situation hypodermique du type Darier n'est pas exclusive. Dans le plus grand nombre des cas, la peau participe au processus pathologique et traduit dans certains cas son adhérence par le phénomène de la peau d'orange. Toujours elle présente une coloration anormale, rose ou violacée.

Le volume de la sarcoïde de Darier est toujours plus grand, « comme une noix, comme une noisette ». Les termes de comparaison employés par Kraus et Rollet pour caractériser leur forme sont beaucoup plus modestes : « comme un plomb n° 4, comme un pois ».

L'étude des conditions étiologiques n'est pas sans nous éclairer à son tour : Du sexe rien à conclure. Notons cependant que notre malade était du sexe masculin. L'âge est assez comparable dans les deux observations : 10 à 15 ans.

Or Darier n'a jamais vu sa sarcoïde atteindre un homme et les femmes atteintes le sont de préférence entre 25 et 35 ans. En outre, au lieu de se produire insidieusement et sans douleur, l'éruption s'est accompagnée fréquemment de cuisson et de brûlures dans dans les observations de Darier. Dans certains cas même elle fut précédée d'un œdème phlegmoneux.

Enfin elle disparaît parfois spontanément ou sous l'influence du traitement tandis qu'elle présenta toujours, dans notre cas, un volume invariable.

4° *Sarcoïde Kraus Rollet.* — Ainsi donc voici réuni un faisceau de signes différentiels tirés de l'étude comparée de la symptomatologie.

Mais nous reconnaissons qu'ils ne sauraient suffire à fonder un type nouveau surtout quand ils s'appliquent à des formes nosologiques rares et reposant à peine sur quelques observations.

Nous ne songerions donc pas à individualiser une forme nouvelle si nous ne disposions d'éléments différentiels tels que nul ne saurait nous blâmer de l'avoir fait.

Nous les résumons en ces lignes.

Cette sarcoïde d'un nouveau type :

1° Est histologiquement tuberculeuse ;

2° Contient des bacilles de Koch ;

3° Le séro-diagnostic d'Arloing et Courmont est positif.

4° La réaction à la tuberculine aussi :

Au contraire, la forme décrite par Darier, si elle possède des points de structure histologique typique, n'a jamais présenté aucune des autres réactions ci-dessus mentionnées. Il s'agit donc, en résumé, de deux races irréductibles l'une pouvant être considérée comme la tuberculide, l'autre comme la tuberculose atypique.

Au fur et à mesure, dit Gougerot, que les faits s'individualiseront de par la clinique, l'anatomie, etc., il importera, pour éviter toute confusion et pour ne pas laisser retomber dans le chaos du genre sarcoïde les formes qu'on en aura isolées, leur imposer de nouveaux noms. Mais il convient de laisser au mot sarcoïde la signification primitive étymologique de néoformation analogue au sarcôme, signification consacrée par l'autorité de Kaposi. Nous conserverons donc ce terme générique, en le faisant suivre du nom des deux auteurs qui l'ont décrit les premiers : Kraus en Allemagne et Rollet en France. Et nous proposons le terme de sarcoïde tuberculeuse type Kraus Rollet.

« Car, dit Werman, autant je suis opposé à la description des cas exceptionnels en tant qu'on les utilise à l'édification de variétés nouvelles, autant je crois qu'on ne saurait faire entrer violemment dans un schéma des formes qui ne peuvent facilement s'y laisser enfermer. »

Cette longue étude des manifestations cutanées tuberculeuses à formes sarcoïdes et de leurs relations respectives, nous rend désormais facile leur classification rationnelle.

En suivant l'ordre croissant de leur caractère typique nous citerons successivement.

1º La lymphosarcoïde de Gougerot. Nature infectieuse présumée. Structure histologique en plusieurs points suggestive de la tuberculose. Mais, recherche des parasites, culture sur gélose, innoculation au cobaye, négatives.

2º La sarcoïde multiple de Bœck. Épreuve du laboratoire encore négatives, structure anatomique de plus en plus tuberculoïde.

Mais, absence de follicules tuberculeux vrais.

Darier, affirmant d'un mot sa nature, la nomme : lupoïde disséminée.

3º La sarcoïde de Darier et Roussy.

Nature tuberculeuse né faisant de doute pour personne. Structure histologique typique dans ses grandes lignes. Tendance nulle de cette néoplasie à l'ulcération. Réaction à la tuberculine positive. Mais, *caractère négatif de toutes les autres investigations*, telles que : recherche du bacille, inoculation et même reproduction expérimentale tentée par Darier.

Rien à conclure de la séro réaction tuberculeuse qui n'a pas été essayée.

4º Erythème induré. Plus typique que la forme précédente à certains égards, moins typique à d'autres, il pouvait être indifféremment classé avant ou après elle. Situation pas toujours nettement tuberculeuse. Toutes les épreuves habituelles sont habituellement négatives.

Mais, tendance ulcéreuse dans certains cas et réaction à la tuberculine positive. Les autres épreuves ont toujours été négatives, *sauf la recherche du bacille deux fois et l'inoculation au cobaye une fois positives.*

5º Tuberculose nodulaire hypodermique, type Kraus Rollet. *Absolument typique devant toutes les investi-*

gations du laboratoire. Cette forme n'a d'anormal que son aspect sarcoïde et son évolution sans *aucune tendance au ramollissement.*

6° La gomme dermique ou hypodermique, dernier terme d'une longue série, représente le type parfait de la tuberculose nodulaire hypodermique.

Nous pouvons donc affirmer en toute vérité que les observations réunies de Kraus et Rollet manquaient à la classification. Elles sont venues combler le fossé profond qui séparait dans le genre sarcoïde les tuberculose et les tuberculides. Et ces dernières peuvent plus légitimement encore être rattachées au grand groupe manifestations de la tuberculose cutanée.

CHAPITRE IV

Diagnostic

Passant outre à la symptomatologie, longuement décrite dans le cours du chapitre « De la classification nosologique » puisqu'elle en fut une des bases importantes, nous en arrivons directement au diagnostic différentiel.

Nous nous dispenserons de rappeler les caractères distinctifs des autres productions sarcoïdes pour ne pas tomber dans des redites inévitables. Et nous commencerons par l'étude de la gomme tuberculeuse, dont nous n'avons parlé au chapitre précédent que pour lui assigner sa juste place vis-à-vis des autres manifestations nodulaires de même nature.

Le plan que nous avons adopté dans ce chapitre est le suivant : Diagnostic de la tuberculose sàrcoïde type Kraus-Rollet.

1° Avec les productions palpébrales de même localisation hypodermique, d'origine inflammatoire (gomme tuberculeuse, syphilitique), ou néoplasique ;

bénigne (fibromatose) ou maligne (sarcomatose).

2° Avec celles affectant une localisation autre : cutanée (folliclis, acné, sarcomatose, carcinomatose) ; tarsienne (chalozion, sarcome, etc.), susceptibles d'en imposer pour elle.

On voudra bien nous excuser d'avoir trop longtemps perdu de vue les limites que nous nous étions primitivement assignées.

Nous entendions ne traiter que de la tuberculose nodulaire dans sa localisation palpébrale, mais il nous a semblé nécessaire à la bonne exposition de ce sujet, de définir exactement sa formule anatomo-clinique avant de l'envisager dans ses relations de topographie peut-être contingentes, bien qu'elle semble s'être localisée aux paupières avec une sorte de prédilection.

Gomme tuberculeuse. — De toutes les manifestations palpébrales en forme de nodules, c'est assurément la gomme qui offre au diagnostic le maximum de difficultés, principalement quand elle se présente à ses débuts ou que les renseignements font défaut sur l'évolution de la lésion.

Elle peut, en effet, plus longtemps qu'une gomme syphilitique, rester au stade de néoplasie sous-cutanée plus ou moins consistante ; mais, dans tous les cas, et en général rapidement, elle évolue vers le ramollissement. Or, cette tendance n'a jamais été observée dans le cas qui nous occupe. C'est ce qui fait la note distinctive de cette forme.

Chez la fillette de Kraus, les nodules qui n'avaient pas été extirpés ne sont jamais venus à suppuration. Dans notre observation, plusieurs mois se sont écoulés

entre le début de l'affection et l'intervention opératoire. Or les nodules étaient encore à l'état de crudité
et présentaient cette dureté caractéristique qui fut
comparée à celle d'un grain de plomb roulant sous la
peau.

Si dans un certain nombre de cas de sarcoïdes
décrits par Darier, cet auteur mentionne une certaine
adhérence à la peau, cette adhérence n'a rien de comparable à celle des gommes qui n'intéressent la peau
qu'après s'être préablement ramollies et lorsque le moment est venu pour elles d'évacuer leur contenu. Et
d'ailleurs ce caractère a toujours fait défaut soit dans
l'observation de Kraus, soit dans la nôtre.

Il existe donc des signes différentiels en général suffisants pour permettre de poser le diagnostic à la seule
observation de l'élément pathologique. L'enfant qui
fait l'objet du rapport de Kraus est très instructif à
cet égard, en tant qu'il présentait côte à côte les spé-
cimens différenciés de l'une et de l'autre lésion.

Mais il est d'autres considérations de nature à tirer
d'embarras dans les cas difficiles.

C'est ainsi que la gomme est en général d'un volume
supérieur: comme une noix ou une noisette. Elle n'est
pas toujours multiple. Et quand elle l'est, il n'existe
nulle symétrie, nulle simultanéité dans l'apparition des
divers éléments qui est au contraire successive. En
outre, chaque lésion évoluant pour son compte, la gué-
rison peut s'opérer dans l'une tandis qu'elle continue
à progresser dans l'autre. Il en résulte un polymor-
phisme très accentué qui lève en général les difficultés
du diagnostic.

Gommes syphilitiques. — Ce qui vient d'être dit de la gomme tuberculeuse, s'applique à la gomme syphilitique presque de point en point puisque de l'avis de Dechambre, la plus grande ressemblance clinique existe entre ces deux affections.

Le diagnostic se fera généralement d'après la considération suivante: qu'une éruption de gommes syphilitiques multiples se compose d'éléments d'âges différents, qu'il y en aura de ramollies et d'ulcérées et d'autres à l'état de crudité. Dans les cas de gommes peu nombreuses et récentes, la marche rapide vers la fonte de la néoplasie ne permet aucune erreur. Dans la règle la gomme syphilitique de la paupière a donc une évolution telle qu'on ne peut la confondre avec la tuberculose nodulaire.

Il en est de même de la gomme secondaire que l'on reconnaîtra à ce signe qu'elle est toujours accompagnée d'une éruption cutanée.

Acnitis. — Une grande ressemblance existe entre l'éruption nodulaire de notre observation et l'affection décrite en 1891 par Barthélemy dans les *Annales de Dermatologie* sous le nom d'acnitis, si l'on s'en tient à l'observation pure et simple de l'élément éruptif à son début indépendamment de son évolution ultérieure.

La localisation initiale de la lésion se fait à la face et même avec une sorte de prédilection aux paupières et aux tempes. Elle se manifeste alors sous la forme de petits nodules arrondis et très durs, profonds, hypodermiques, roulant sous le doigt, et à ce moment énucléables.

Ils augmentent de volume jusqu'à atteindre les dimensions d'une lentille à un pois.

Leur début a été insidieux, apyrétique et indolore. De telle sorte qu'il est impossible à ce stade d'affirmer qu'il s'agit d'un nodule d'acnitis plutôt que d'une gomme au début ou d'une sarcoïde de la paupière.

Mais le doute n'est pas de longue durée. Bientôt en effet (10 à 12 jours) on voit la peau rougir à sa surface et adhérer au nodule qui se ramollit promptement et présente de la fluctuation. L'évolution d'un élément isolé demande un mois environ. Mais il se produit généralement des poussées subintrantes, chacune d'un petit nombre de boutons, qui prolongent la durée de l'affection jusqu'à un an et plus. L'acnitis de la paupière ne saurait donc faire hésiter longtemps le diagnostic.

Après avoir fait le diagnostic différentiel avec les productions sous-cutanées des paupières, *d'origine inflammatoire*, il nous reste à passer en revue les diverses néoplasies bénignes ou malignes présentant cette même localisation et par cela même capable d'égarer le diagnostic.

Sarcomatose. — La sarcomatose n'affecte, évidemment, aucune prédilection spéciale pour les régions palpébrales. Lorsque par hasard cette localisation exclusive sera observée, on y pensera quelquefois en raison de la multiplicité des tumeurs qui en imposent pour une généralisation.

La sarcoïde de Darier peut prêter à confusion plus facilement que la sarcoïde type Kraus-Rollet, à cause de son développement parfois rapide, comme dans l'observation I de Darier.

« Dans un cas récent, dit-il, quand on ne peut encore arguer de l'évolution bénigne ou maligne, il n'y a qu'un seul moyen de sortir d'embarras, c'est la biopsie. »

Il est naturel que dans un cas de ce genre on songe à une généralisation sarcomateuse. Mais cette rapidité de développement tout à fait exceptionnelle et toujours absente dans nos observations constituera généralement un indice important qu'il ne s'agit point de tuberculose, mais de sarcomatose.

On pourra alors constater l'adhérence très grande du nodule à la peau, quelques troubles de la circulation veineuse superficielle, une augmentation de la température locale, coïncidant avec un état général mauvais : amaigrissement, anémie et cachexie profonde. Enfin, la recherche de la lésion primitive ne présentera généralement pas de difficulté.

Fibromatose. — Si les dermato-fibrômes ne peuvent induire en erreur, il n'en est pas de même d'un fibrôme sous-cutané de la paupière. Libre de toute attache et nettement circonscrit, il rappelle le tubercule nodulaire par sa lente évolution. Nous sommes convaincus que la confusion a été maintes fois commise : même dureté, même localisation, même lenteur évolutive. Quelques signes différentiels sont cependant à signaler, parmi lesquels la lenteur plus grande encore de l'évolution et ce fait que le fibrôme est habituellement unique, n'ayant aucune raison d'être multiple.

Lipômes, angiômes sous-cutanés. Kystes sébacés.

— La mollesse particulière à ces trois sortes de tumeurs fera le diagnostic. En outre le kyste sébacé présente deux caractères pathognomiques qui sont le point noir et l'adhérence polaire.

Il nous faut enfin dire un mot du diagnostic des tumeurs palpébrales soit inflammatoires, soit néoplasiques, *à localisation autre* que le tissu cellulaire hypodermique, mais pouvant néanmoins dans certains cas prêter à confusion avec la tuberculose nodulaire.

On nous excusera de ne pas insister sur les éruptions *dermiques* infectieuses tuberculeuses ou autres ; telles que folliclis, acné sous toutes ses formes, etc. Pour qu'on ne puisse les confondre avec les nodules du type Kraus-Rollet, c'est assez de les avoir signalées.

Un mot toutefois de certaines néoplasies cutanées du *genre sarcome*, rares et par cela même plus capables de prêter à la confusion.

1° Lymphadénomes cutanés avec leucémie. Ce sont des nodosités rouges, violacées, inégales plus ou moins nombreuses, irrégulièrement disséminées et presque toujours molles, situées dans les parties profondes du derme et superficielles de l'hypoderme. Elle se développent toujours et parfois de très bonne heure chez des malades atteints de manifestations ganglionnaires avec lymphocythémie. Tous caractères suffisants à éclairer le diagnostic ;

2° Le mycosis fongoïde que certains rangent parmi les manifestations dermiques de la lymphadénie commence par des plaques prurigineuses sur lesquelles apparaissent bientôt des tumeurs rouges et indolores dont quelques-unes s'effacent tandis que d'autres s'ulcèrent.

L'état général devient rapidement grave et la mort survient dans la cachexie ;

3° Le lymphosarcôme. La propension à envahir les ganglions et à les ulcérer, sa rapidité de développement et de multiplication sont ses caractères principaux.

On voit, par ce simple exposé symptomatologique qu'il y a loin des pseudo-sarcomes tuberculeux, aux sarcomes malins véritables, primitifs ou secondaires.

Après avoir passé en revue les productions dermiques des paupières dans leur diagnostic différentiel avec la sarcoïde Kraus Rollet, il nous faut dire un mot des productions pathologiques plus profondes du tarse lui-même et de ses glandes, elles aussi susceptibles, dans certains cas, de faire errer le diagnostic.

Sarcôme palpébral. — Nous avons vu comment les granulations sarcômateuses sous-cutanées de généralisation étaient quelquefois malaisées à reconnaître et à distinguer des sarcoïdes à évolution rapide.

Il n'en est plus de même du sarcôme primitif de la paupière. Ce dernier, très semblable au chalazion à son début, naît dans l'épaisseur du voile membraneux. Mais rapidement il augmente de volume et adhère à la peau qui s'amincit et ne tarde pas à s'ulcérer. L'affection gagne l'orbite, la face, la paupière opposée et la mort survient par généralisation.

A aucun moment de son évolution, le sarcôme palpébral ne ressemble donc au tubercule nodulaire,

même au début. Il forme une tumeur généralement
bosselée et non régulière ; il adhère au tarse et si
quelquefois on peut le mobiliser sur ce tarse, tôt ou
tard l'adhérence se produit.

L'*epithelioma* des glandes de Meibomius est fort
rare et se reconnaît facilement par sa localisation et
son évolution qui trahit rapidement sa malignité.

L'*adénôme* des mêmes glandes présente une évolution extrêmement lente et de ce fait plus comparable
au tubercule nodulaire. Mais il n'est pas sous-cutané,
ou multiple.

Reste le *chalasion* dont le diagnostic ne sera jamais
embarrassant, pour la raison que, semblable aux
néoplasies précédemment décrites, son siège est tar-
sien. Cette seule particularité suffit à le distinguer du
nodule tuberculeux.

Il est vrai cependant, que cette tumeur ordinairement multiple, d'évolution souvent chronique, peut
quelquefois à la simple inspection faire hésiter le
diagnostic.

Si nous avons tant insisté sur le diagnostic de la
tuberculose nodulaire sous-cutanée sans omettre aucune des tumeurs vraies ou inflammatoires de la paupière, même les plus rares, c'est que cette tuberculose
nodulaire, elle même rare, a été fréquemment jusque
là confondue avec quelqu'une de ces diverses productions. Nous avons l'intime conviction que la vraie
nature de ces formations nodulaires a été souvent
méconnue des ophtalmologistes avant que les publica-
tions de Kraus, Darier et Roussy n'aient attiré sur
elles l'attention des observateurs.

CHAPITRE V

Pathogénie

La même question se pose en face de toute manifestation tuberculeuse cutanée. Est-elle d'origine interne, est-elle d'origine externe ?

Nous avons dit qu'il existait un traumatisme à l'origine de la lésion qui nous occupe. A-t-il donc apporté le bacille en même temps qu'il produisait la blessure ou bien n'a-t-elle été contaminée qu'après coup ? Cette dernière hypothèse est seule admissible puisque l'agent du traumatisme en frappant la face externe de la paupière n'a pu en souiller la face conjonctivale seule lésée, indirectement et en quelque sorte par contre-coup.

Le bacille y a donc été apporté ultérieurement soit par les doigts du malade, soit par les poussières atmosphériques, soit de quelque autre manière. Ainsi s'est réalisée la localisation conjonctivale, première en date.

On pourrait admettre, il est vrai, qu'au niveau de

cette conjonctive lésée se fixèrent des bacilles charriés par le torrent circulatoire, conformément à la
loi que « le Traumatisme bat le rappel des diathèses. »
Cette origine autochtone admise par le plus grand
nombre des auteurs est combattue par Werman dans
une observation où le sujet, une femme de 52 ans
ne présentait aucun signe autre ancien ou récent de
tuberculose.

Tel était aussi le cas de notre malade. L'observation ne signale chez lui aucune manifestation tuberculeuse. Pas de signes stéthoscopiques, ni toux, ni
crachats. Antécédents héréditaires nuls. Quel aurait
donc été le point de départ de la colonie microbienne
responsable de ces lésions ? On ne saurait le dire, à
moins d'invoquer quelque localisation viscérale cachée,
capable d'avoir lancé dans la circulation les bacilles
qui se fixèrent sous l'influence du traumatisme. Sans
doute il est permis de supposer cette lésion, mais cliniquement elle manquait.

On ne peut affirmer davantage la source hématogène de l'éruption nodulaire sous-cutanée, car outre
qu'elle tombe sous le coup de l'objection énoncée plus
haut, on ne voit pas comment le Traumatisme a pu
déterminer l'arrêt des bacilles errants en des points
qui furent précisément épargnés par lui : par exemple,
à la tempe.

De telle sorte que nous nous rangeons à la conception pathogénique suivante, seule capable de nous
rendre compte de toutes les circonstances :

Le premier attentat tuberculeux chez notre enfant
fut l'inoculation bacillaire de la plaie conjonctivale

— inoculation de source externe ou interne, il n'importe; plutôt externe, eu égard aux raisons précédemment indiquées. —

De ce premier boulevard, les bacilles envahirent rapidement le réseau lymphatique régional, les ganglions pré-auriculaire, parotidiens et cervicaux. D'autres enfin, essaimant autour des premières voies lymphatiques infectées donnèrent naissance, au sein du tissu cellulaire sous-cutané, à cette efflorescence tuberculeuse.

Chacun sait, en effet, qu'un réseau lymphatique spécial dessert les paupières supérieures et inférieures dans leur moitié externe et, gagnant la commissure, se porte vers les ganglions susdits.

Or, c'est précisément l'atteinte de ce territoire qu'il fut donné d'observer à M. le Dr Girod appelé le premier à visiter le malade. « Il portait, nous dit-il, un gros ganglion pré-auriculaire et un autre ou même plusieurs également infectés au niveau de l'angle maxillaire, à gauche. Il portait également à la paupière supérieure gauche un gonflement phlegmoneux avec issue de pus par la face conjonctivale. »

D'où il résulte que l'adénopathie cervicale constatée par M. le professeur Rollet lors de l'entrée du petit malade à l'Hôtel-Dieu était sûrement secondaire, qu'on ne saurait en aucune façon l'interpréter comme une atteinte tuberculeuse antérieure et en arguer pour assigner à l'éruption nodulaire une origine interne.

Ainsi donc cette éruption n'est pas contemporaine des autres accidents. Son apparition se fit attendre, comme si le bacille avait eu besoin d'un certain temps pour édifier sa néoplasie.

Comment ne pas admettre alors que ces nodules, précisément situés sur le trajet des lymphatiques infectés, ne sont pas l'œuvre de ces mêmes bacilles, entraînés par les plus fins ramuscules, jusque dans le tissu cellulaire sous-cutané ?

Mais il est évident qu'on ne saurait invoquer la même pathogénie pour le cas de Kraus, où des lésions pulmonaires avancées proclamaient l'origine hématogène. Quant aux autres sarcoïdes du type Darier ou Bœck, qui ne contiennent pas de bacilles et ne sont point inoculables, elles semblent défier toute explication. Résultent-elles, comme le veut Hallopeau, de l'action, non plus du bacille, mais de ses toxines ?

Le bacille de Koch est-il absent de ces lésions ? Nous ne saurions le dire.

Cependant, en vertu de l'analogie anatomo-clinique de ces cas avec d'autres, où le bacille fut trouvé nombreux et virulent, nous croyons plus volontiers qu'il y existe, mais en petit nombre et sous un mode peu virulent, peut-être même à l'état de mort. Au reste, on le reconnaît à son œuvre et sa présence nous est révélée par les formations histologiques souvent typiques.

Nous voudrions pouvoir compléter ce chapitre par un exposé succinct des conditions ordinaires qui président à l'éclosion de cette curieuse manifestation de la tuberculose.

Malheureusement, les deux seuls cas existants ne

nous ont pas permis une enquête étiologique satisfaisante.

La malade de Kraus était une tuberculeuse avérée. Mais l'existence d'un terrain bacillaire n'est point absolue, puisqu'il manquait chez notre enfant. Nous serions même tentés de croire que cette forme implique une certaine résistance de l'organisme vis-à-vis de l'infection spécifique.

Le traumatisme dont on ne peut, dans le cas particulier, nier l'intervention en tant qu'il a déterminé la première localisation n'a pas été retrouvé dans l'observation allemande.

Le sexe semble indifférent. Il n'en est pas de même de l'âge puisque les deux malades observés appartenaient à la seconde enfance.

Mais que peut-on conclure de l'observation de deux cas ? On nous pardonnera donc de ne pas insister davantage.

CHAPITRE VI

Traitement

« Nous avons plusieurs fois, dit Darier, assisté à la disparition de quelques sarcoïdes. Nous n'avons pas l'impression d'en avoir guéri une seule. Et cependant plusieurs des médications essayées se sont montrées efficaces voire d'une action si rapide et si nette que les malades en étaient enchantées, et nous mêmes surpris. » Ces résultats sont assez naturels étant donné la structure histologique de la sarcoïde qui ne contient qu'exceptionnellement des masses nécrosées incapables de se dissoudre. Cette considération justifie le traitement médical dans les cas récents de sarcoïde type Kraus Rollet. Nous ne l'avons jamais tenté. En première ligne viennent les injections de tuberculine.

Employées avec persévérance dans deux cas elles ont donné entre les mains de Darier des résultats tels que quinze à vingt jours après la première réaction les néoplasies avaient toutes diminué ou même disparu.

Malheureusement elles reparurent aussitôt après la cessation du médicament. L'injection doit se faire d'abord avec des doses minimes, puis progressivement croissantes.

Les injections de calomel ont donné au même auteur des résultats encourageants, en tant qu'elles fondent et dissipent les amas plasmatiques.

Les rayons X ont une action analogue. La régression des néoplasies est plus lente à se produire, elle est aussi plus durable.

L'arsenic, l'huile de foie de morue, la suralimentation doivent être employés à titre d'adjuvants.

En résumé, chacun de ces moyens thérapeutiques est insuffisant et ne réussit dans la majorité des cas qu'à faire subir aux nodules une régression momentanée bientôt suivie d'une recrudescence. Que faudrait-il attendre d'eux dans leur application au traitement de sarcoïdes du type Kraus. Peu de chose, puisque cette néoplasie dégénérée à son centre contient des parties nécrosées, par cela même incapables de résolution.

La masse plasmatique ambiante peut, il est vrai, disparaître. Mais l'épine subsistant, la néoplasie ne tarderait pas à se reformer.

Cette forme réclame un traitement chirurgical. Chez notre jeune malade chacune des tumeurs fut successivement disséquée et extirpée par M. le Pr Rollet.

Le résultat opératoire immédiat fut excellent. Le résultat éloigné ne le fut pas moins.

M. le Dr Girod a bien voulu nous donner quelques renseignements sur l'état actuel de l'enfant.

« Ce dernier jouit actuellement d'une bonne santé, il a bon appétit et a beaucoup grandi. Il présente sur la paupière gauche une cicatrice de 1 centimètre de longueur, environ, épaisse, mais nullement chéloïdienne ou adhérente au cartilage. »

Ainsi donc une seule cicatrice reste assez évidente pour s'imposer à l'observation d'une personne compétente. D'où nous concluons que les autres cicatrices sont absentes ou du moins très discrètes, et que par conséquent la bénignité aussi bien que l'efficacité justifiaient dans ce cas l'intervention opératoire.

CONCLUSIONS

I. — Il existe une forme très rare de tuberculose hypodermique dont l'unique observation signalée jusqu'à ce jour par Kraus, en 1904, concerne une fillette chez qui la lésion occupait les membres et la région sourcilière. Nous apportons le premier exemple, puisé à la clinique de M. le Professeur Rollet, de la localisation palpébrale de cette singulière affection.

II. — Elle se caractérise : 1° Cliniquement, par l'existence de nodules multiples, arrondis, indépendants des plans sus et sous-jacents *sans aucune tendance au ramollissement*, accompagnés d'adénopathie.

2° Histologiquement, par une structure tuberculeuse typique (ilots entourés de travées conjonctives, avec cellules épithelioïdes et géantes.)

3° Au point de vue bactériologique, par la présence de bacilles de Koch.

4° Par le sérodiagnostic tuberculeux d'Arloing et Courmont, dans notre cas.

5° Par la réaction positive à la tuberculine (recherchée par Kraus).

III. — C'est donc une tuberculose typique et en cela

très voisine de la gomme, mais radicalement différente d'elle au point de vue clinique, par son évolution principalement. Très semblable au contraire cliniquement à la forme atypique de tuberculose récemment décrite par Darier sous le nom de Sarcoïde hypodermique, elle s'en distingue par le *caractère positif de l'ensemble des épreuves de laboratoire* ci-dessus mentionnées. La même considération la sépare des autres manifestations voisines (telles que Erythème de Bazin, Sarcoïde de Bœck et Lymphosarcoïde de Gougerot), si tant est que cette dernière ressortisse à la tuberculose.

IV. — Elle occupe donc dans le cadre nosologique une place de transition entre les formes atypiques et typiques de la tuberculose hypodermique nodulaire.

V. — Au point de vue du diagnostic, elle est à différencier des autres manifestations de la tuberculose nodulaire cutanée, des productions inflammatoires d'autre nature (gomme syphilitique, etc.) et néo-plasiques (sarcomatose, fibromatose, etc.), à localisation palpébrale.

VI. — Le traitement est médical et chirurgical (Dissection minutieuse et extirpation de la tumeur).

BIBLIOGRAPHIE JUSQU'EN 1903.

Bazin. — Leçons sur la Scrofule. Paris, 1861.

Besnier. — Erythème noueux chronique. Réunions cliniques de l'Hôpital St-Louis, 1888.

Besnier et Doyon. — Traduction de Kapsi.

Bœck. — IVe Congrès internat. de Dermat. Paris, 1900. Questions : Tuberculides.

Carle. — Erythème induré et Tuberculose. Lyon Médical, 1901, t. XCVI, p. 358.

Darier. — Questions : Tuberculides, IVe Congrès internat. de Dermat. Paris, 1900.

Du Castel. — Société française de Dermat. Janvier 1899.

Fournier. — Maladie de Bazin. Société de dermat. 10 mars 1899.

Grouven. — Ein Fall von tuberculosen Tumor der glans pénis. Arch. f. Derm. und Syph. B d. LXX. Heft. 2

Hallopeau. — Etude des différentes formes de Tuberculose cutanée et de leurs localisations. Union méd. 1893.

Hardy. — Traité des maladies de la peau. Paris, 1886.

Hauy. — Essai sur les tuberculides cutanées. Thèse, Paris, 1899.

JADASSHON. — Discussion au sujet des Tuberculides. Congrès de Paris, 1900, p. 155-156.

LANG. — Zit nach Spitzer über einige seltene in form Tumoren auftretende tuberculose Erkrankung der Haut (Mittheilungen aus den Grenzgebieten der Medecin und Chirurgie (Bd v. 1900.)

LEREDDE. — Tuberculides nodulaires des membres inférieurs. Ann. Dermat. et syph., 1898.

NASLAMOFF. — Contribution à l'étude de l'Erythème induré. Thèse, Lyon, 1900.

PAUTRIER. — Les Tuberculoses cutanées atypiques. Thèse. Paris, 1903.

THIBIERGE et RAVAUT. — Etude sur les lésions et la nature de l'Erythème induré. Annales de Dermat. et Syph. 1899.

PHILIPPSON. — Phlébite nodulaire nécrotique. Archiv. of dermat. und syph. 1901. LV Band, 2. Heft.

WERMAN. — Uber Tuberculose der Unterhautzelle Gewebe Dermatologische Zeitschrift (B d. I. 1893-94.

BIBLIOGRAPHIE DEPUIS 1903

ALEXANDER. — Weitere Beiträge zur Klinik und Histologie der Folliclis. Arch. f. Dermat., mai 1904, t. LXX, p. 17.

BODIN. — Sur les tuberculoses cutanées atypiques. Bull. de la Soc. scient. et méd. de l'Ouest, juillet 1904.

BŒCK. — Sarcoïdes multiples. Arch. de dermat. et de syph., 1905.

Colcott Fox. —Tuberculid., Derm. Soc. of London, 10 fév.
1904. Journ. de Dermat., mars 1904, p. 98.

Darier. —'Bulletin méd., leçon, déc. 1905, n° 96.

Darier et Roussy. — Sarcoïdes sous-cutanées. Arch. méd.
Exp. 1906, n° 1.

Demetriade. — Zur Kasuistik der Tuberculide Fälle auf
unserer dermatologischen Klinik. Cong. de Berlin,
1904. T. II, p. 3 et 303.

Eck. — Sarcoïde de Beck. Th. Paris, 1905.

Ehrman. — Die Beziehungen der sogenannten Tuberculide zu einander. Cong. de Berlin 1904, t. II, p. 1
et 107.

Gaucher et Weil. —.Tuberculose cutanée papuleuse en
plaques. Ann. de Derm., avril 1904, p. 336.

Gellis. — Beitrag zur Lehre von den Tuberkuliden, Halb
monat. f. Haut. u. Harnk., 1904, p. 133, 141, 149.

Gougerot. — Tuberculoses cutanées. Gaz. des Hôp. 1906,
p. 1107, 1120, 1166.

Gougerot. — Lymphosarcoïdes. Ann. de Derm. et syph.,
p. 721, 1906.

Juliusberg. — Uber Tuberculide in disseminate Haut-tu-
berculosen. Mitth., aus der Grenzg. der Med. u. Chir.,
1904, t. XVIII, n°s 4 et 5.

Hallopeau et Nobero. — Forme vésico-pustuleuse. Ann.
Derm. et Syph., 1904, p. 556.

Haslung. — Soc. danoise de dermat., 4 mars 1903.

Nobl. — Zur Pathologie der Tuberculide in Kindesalter,
Cong. de Berlin, 1904, t. II, p. 3 et 296.

Pick. — Acnitis. Wiener dermat. Gesells., 27 janvier
1904.

PONCET, — Tuberculoses inflammatoires. Bull. de l'Acad. de
   méd., *passim* 1904, 1905, 1906.

RIEHL. — Arch. f. dermat., t. LXX, p. 141 et t. LXXI,
   p. 463.

SEINER. — Tuberculide Arch. f. Derm., 1904, t. LXXII,
   p. 271.

SÉQUEÏRA. — Tubercular eruption. Dermat., soc. of London, 11 mai 1904.

SOKOLEW. — Lésion débutante. Journ. russe de Dermat,
   mai 1904.

TANAKA. — Uber Impfversuche der Haut-tuberculose. Ja-
   pan. Zeits. f. Dermat., und urob., déc. 1904, p. 461

KRAUS. — Prager med. Wochens. n° 28, 1904.

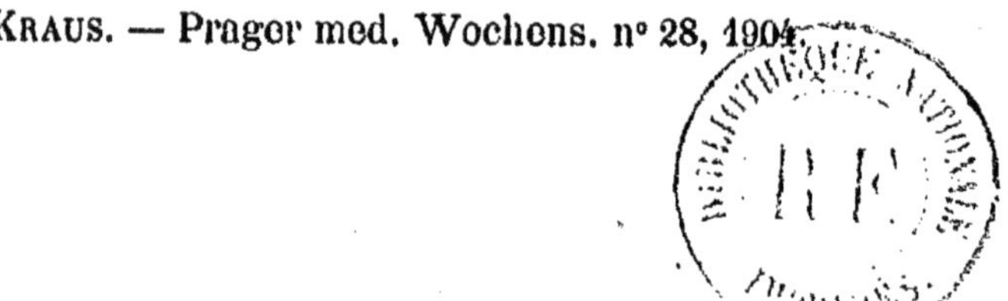